DES

RUPTURES ISOLÉES

DE

LA CHOROÏDE

PAR

Frédéric ACHARD,

Docteur en médecine de la Faculté de Paris,
Aide-major stagiaire au Val-de-Grâce.

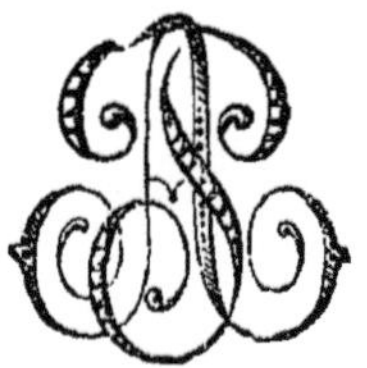

PARIS

A. PARENT, IMPRIMEUR DE LA FACULTÉ DE MEDECINE
31, RUE MONSIEUR-LE-PRINCE 31,

—

1877

88

DES
RUPTURES ISOLÉES

DE

LA CHOROÏDE

PAR

Frédéric ACHARD,

Docteur en médecine de la Faculté de Paris,
Aide-major stagiaire au Val-de-Grâce.

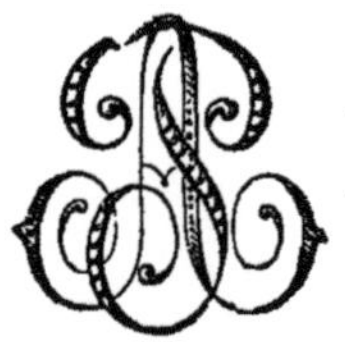

PARIS

A. PARENT, IMPRIMEUR DE LA FACULTÉ DE MÉDECINE
31, RUE MONSIEUR-LE-PRINCE 31,

1877

A MON PÈRE ET A MA MÈRE

A MON FRÈRE

A MA TANTE ADÈLE ACHARD

A MES PARENTS

A MES AMIS

DES

RUPTURES ISOLÉES

DE

LA CHOROÏDE

Le travail que nous soumettons aujourd'hui à l'appréciation et à la bienveillance de nos juges, nous a été suggéré, au commencement de cette année, par l'entrée, dans le service d'ophthalmologie du Val-de-Grâce, d'un soldat présentant une rupture isolée de la choroïde de l'œil droit, consécutive à un choc sur la partie antérieure du globe oculaire.

Attaché en ce moment au service d'ophthalmologie, notre curiosité fut fortement excitée par ce cas. Nous fîmes quelques recherches, et, suivant les conseils de M. le professeur-agrégé Chauvel, alors chargé du service en remplacement de M. le professeur Maurice Perrin, nous en avons fait le sujet de notre dissertation inaugurale.

Que M. Chauvel veuille bien ici recevoir nos remercîments et le témoignage public de notre profonde gratitude, pour tous les soins qu'il a pris de nous initier à l'étude des maladies de l'œil. Nous devons le remercier aussi d'avoir facilité énormément notre tâche, en nous donnant la traduction de bon nombre d'observations allemandes de rupture de la choroïde.

Remercions aussi M. Fieuzal, chirurgien de l'hospice des Quinze-Vingts, qui a bien voulu nous donner l'observation inédite d'un cas de rupture de la choroïde traité par lui en 1871.

Rendons encore hommage à M. Brunel, qui a bien voulu nous prêter le concours de son talent de dessinateur, et à qui nous devons les dessins de la planche chromo-lithographiée dont nous avons pu plusieurs fois admirer l'exactude.

Voici le plan que nous adopterons :

Après avoir défini, fait l'historique et donné les observations du sujet que nous traitons, nous tâcherons d'expl quer le mécanisme des ruptures de la choroïde. Nous donnerons ensuite les symptômes de cette lésion, les moyens de la distinguer de toute autre affection oculaire, et nous passerons rapidement sur le traitement qui se réduit à peu de choses.

Les observations que nous publions sont de trois sortes : une est personnelle, une est inédite; les autres ont été recueillies dans divers ouvrages et publications. Pour quelques-unes, nous nous sommes contenté d'une analyse écourtée; pour les autres, nous sommes remonté à la source, et nous croyons pouvoir garantir l'exactitude de la traduction.

DÉFINITION ET HISTORIQUE.

Un corps vulnérant peut diviser la choroïde en même temps que la sclérotique et la rétine. Ces cas ne nous intéressent pas. Mais, il en est d'autres dans lesquels l'enveloppe fibreuse et l'enveloppe nerveuse de l'œil résistent, tandis que la membrane vasculaire, la choroïde moins élastique se rompt isolément. C'est de cette sorte d'accidents qui se produisent à la suite d'un traumatisme exercé sur le globe de l'œil ou même quelquefois dans son voisinage, qu'il est question ici.

Donc, nous définirons la rupture de la choroïde : une solution de continuité de la choroïde siégeant en un point du fond de l'œil où la sclérotique et la rétine sont restées continues.

Il va sans dire qu'avant 1851, époque de la belle découverte de l'ophthalmoscope par Helmotlz, on avait rangé parmi les amblyopies et les amauroses la lésion qui nous occupe. Jamais même on n'en avait constaté l'existence à l'autopsie.

Cependant le baron Larrey, dans ses Cliniques chirurgicales, t. I, p. 421, cite un cas qui ressemble presque, à n'en pas douter, à une rupture. Je laisse la parole à ce grand praticien.

OBSERVATION I.

Larrey. — Cliniques chirurgicales, t. I, p. 421.

Un garçon armurier, âgé de 14 ans, reçut par mégarde en 1818 un coup de baguette de fusil à la partie moyenne du bord inférieur de l'orbite gauche. Cette percussion vive fut immédiatement suivie de la perte de la vue de l'œil du même côté tandis que l'iris conserva l'intégrité de ses mouvements. Resté dans cet état pendant quelques mois sans douleur ni souffrance aucune, craignant pour la perte de l'autre œil dont la vue lui paraissait s'affaiblir, il vint me consulter. Après l'avoir attentivement examiné je le soumis au traitement suivant : Ventouses mouchetées à la tempe gauche, à la nuque et au cou. Vomitif amer. 4 à 5 moxas à la nuque

gauche. A la suite de ce traitement la vision se développa progressivement et la vue de ce côté devint presque aussi parfaite que celle de l'œil
droit.

Ce jeune homme se crut guéri pendant quelques mois. Après ce laps
de temps il s'aperçut que la vue de côté gauche s'obscurcissait sensiblement et bientôt il en fut totalement privé. Effrayé il vint encore réclamer
mes conseils. Je reconnus en effet qu'une cataracte complète interceptait
dans cet œil le passage des rayons lumineux et produisait de ce côté une
cécité absolue.

Cette observation du baron Larrey est précieuse à plus
d'un titre. Mais d'abord, est-ce bien d'une rupture de la
choroïde qu'il est question? Il va sans dire que nous ne
pouvons le certifier ; le seul juge dans cette question eût été
l'ophthalmoscope qui ne devait naître que bien longtemps
plus tard. Alors, quelle lésion pouvait déterminer les troubles ci-dessus mentionnés? Nous nous le demandons encore,
et plus nous réfléchissons à ce cas, plus nous analysons la
cause qui est un choc indirect du globe oculaire, les symptômes et la marche qui sont identiques à ceux mentionnés
par plusieurs ophthalmologistes qui ont été à même d'observer des ruptures de la choroïde, plus nous sommes porté à conclure qu'il s'agissait réellement d'une rupture de la
choroïde.

S'il s'était agi seulement d'une cataracte commençante,
le diagnostic n'eût pas probablement échappé au savant
observateur qui l'a diagnostiqué dans la suite. De plus,
a-t-on jamais signalé le cas d'une acuité visuelle presque
complètement abolie par une cataracte, revenir pendant
quelques temps aussi parfaite qu'auparavant?

Laissant cette observation pour ce qu'elle vaut, nous fe-
rons remarquer que, si c'est une rupture de la choroïde,
elle s'est compliquée d'une cataracte consécutive à la lésion

première. C'est le seul cas de cataracte se produisant à la suite d'une rupture de la choroïde.

Revenons, après cette digression qui peut prêter beaucoup à discussion, à l'historique positif de notre sujet.

De Graefe est le premier qui ait signalé deux cas de rupture de la choroïde en 1854 (Archiv für ophthalmologie).

Dans le premier cas, il s'agit d'un boulanger qui reçut un coup violent qui lui fractura les os propres du nez, produisit une contusion des paupières, et entraîna des troubles de la vue. Le champ visuel central était assombri. L'examen de l'œil fait quelques semaines après l'accident, fit voir la papille et une portion du fond de l'œil placée autour d'elle, séparées des autres parties par une ligne étroite et d'un rouge brun. La choroïde paraissait intacte, excepté sur ses bords où se voyaient quelques ecchymoses.

Quelques mois après, les ecchymoses furent remplacées par du pigment brun, et le sillon rougeâtre par une bandelette à reflets blancs brillants et à bords très-nets et bruns. Tous les vaisseaux rétiniens, qui passaient devant la solution de continuité, étaient intacts, à l'exception d'un seul. Six mois après la vue n'avait pas changé.

Dans le second cas, il s'agit d'une rupture isolée de la choroïde, ayant la longueur de cinq fois le diamètre de la papille.

Cette rupture est également due à un traumatisme ; mais ni dans l'un, ni dans l'autre cas, de Graefe ne donne des détails sur la nature du corps vulnérant qui, dans le premier cas, avait fracturé les os propres du nez.

Peu de temps après cette publication, en 1855, Von Ammon fut assez heureux pour constater à l'autopsie d'un soldat qui s'était suicidé en déchargeant dans sa bouche un mousquet chargé de poudre et d'eau, l'orifice de l'arme dirigé vers la voûte palatine, les lésions curieuses du cas qui nous occupe.

Le fait est relaté dans la seconde partie du premier volume des Archives de de Graefe. L'ébranlement causé par l'explosion occasionna une rupture de la choroïde de l'œil gauche. Les globes oculaires avaient échappé à une atteinte directe, mais avaient supporté une grave contusion. Dans l'œil gauche, qui présentait ce fait singulier que l'iris avait été reporté derrière le cristallin, il existait un léger épanchement de sang entre la choroïde et la sclérotique, et sur un point la choroïde présentait une rupture cunéiforme sans solution de continuité ni de la rétine ni de la sclérotique.

Ce fait de Von Ammon, qu'on a cité comme étant le seul où la rupture isolée de la choroïde ait été constatée à l'autopsie, ne jette que fort peu de lumière sur la question. Nous le rapprocherons plus loin d'un nouveau fait d'autopsie rapporté par Edouard Nettleshin en 1874 (Rapport du conservateur du Musée d'Ophthalmic Hospital).

Il faut que nous franchissions une période de cinq ans pour trouver de nouvelles observations. Jusqu'en 1860 où nous trouvons Frank et Streatfeild qui publient trois cas de ruptures de la choroïde, rien n'avait été publié.

Frank (Army Medical Staff, page 84, 1860) relate sous le nom de cicatrices de la choroïde deux cas de ruptures de cette membrane. Dans l'un, peu intéressant, on voyait des lignes d'un blanc argenté tracées sur le fond de l'œil. L'autre est remarquable à plus d'un titre. Il présente ceci de particulier que les ruptures n'affectent pas le siége et la disposition ordinaire, mais partent des bords de la papille, se dirigent comme des rayons à la périphérie.

C'est le premier cas de ruptures rayonnées de la choroïde;

depuis lors le D' Teillois (de Nantes) en a publié un que nous rapporterons plus loin.

Voici le cas de Frank.

OBSERVATION II.

(Army Medical staff, page 84, 1860).

Il s'agit d'un soldat du 68e régiment, réformé pour amaurose de l'œil droit. Il y a 11 ans il reçut un coup de brique sur la région sus-orbitaire droite. Plaie contuse, ni douleur, ni trouble dans l'œil correspondant. Rétraction du muscle droit externe, strabisme divergent, pas de diplopie, mais probablement de l'amblyopie.

Trois ans après on fit la section du droit externe, il n'y eut pas de diplopie. Diminution du champ visuel, cécité presque absolue de l'œil droit qui est devié en haut et en dehors ; pupille sensible, moyennement dilatée ; tension oculaire normale.

Examen ophthalmoscopique, image renversée. La papille est ovale, blanche, aplatie, finement injectée. On voit un large croissant pigmentaire couleur jais à la partie inférieure et externe de la papille. Les artères sont petites, rétractées, presque vides ; les veines ont un calibre moyen. Des stries blanchâtres partant de la partie supérieure et externe de la papille vont vers une tache grise cordiforme. Il y a une infiltration diffuse de la macula lutea qui est entourrée d'un disque rond et gris avec une aréole nettement limitée dûe à l'injection des capillaires très-ténus. Deux bandes blanches formant un angle de 80° partent des extrémités internes et externes de la papille ; elles sont situées dans le plan de la choroïde, derrière la rétine, dont les vaisseaux les croisent, et laissent voir le reflet lumineux brillant et argenté de la sclérotique. La bande inférieure et externe est au-dessous du tissu pigmentaire de la papille ; sa largeur est de 1|2 diamètre brun foncé : elle est bordée à la partie inférieure par un liseré de pigment noir, plus bas se trouve une zone pâle, légèrement rougeâtre qui la sépare de la choroïde. Plus en bas, la bande plus étroite, moins rouge décrit une courbe à concavité regardant en dehors, et forme une ligne très nettement délimitée de 1|6 du diamètre de la papille possédant un éclat argentin. Plus loin se trouve une raie plus large, rougeâtre, fusiforme, qui se retrécit et se perd vers l'ora serrata. Elle est bordée en bas par un liseré pigmentaire et entourée par des exsudats d'atrophie et de pigment choroïdien. Les vaisseaux la traversent sans rupture.

Une cicatrice de même nature se dirige en bas et en dedans. Son pourtour possède les mêmes lésions que ci-dessus. Elle est traversée par deux vaisseaux rétiniens. Le champ visuel est trè-sretréci.

L'œil gauche est aussi affecté d'amblyopie commençante et le malade est sous le coup imminent d'une cécité complète. Malgré cela il refuse une opération qui aurait pour but d'extirper l'œil droit.

A peu près à la même époque, dans les Ophtalmic Hospital Reports, Streatfeild publia l'observation d'un marin qu à la suite d'un coup de pelle sur le côté temporal de l'orbite gauche, subit un affaiblissement notable de la vue à l'œil gauche. Comme il lui arrivait parfois, quand l'éclairage était faible, de ne pas bien distinguer l'aiguille de la boussole, le capitaine de son vaisseau s'en était aperçu et l'avait envoyé à Streatfeild pour être examiné.

Voici le résultat de l'examen de l'ophthalmologiste anglais.

« J'instillai de l'atropine dans les deux yeux. L'œil droit
« n'offrait rien de particulier, si ce n'est une légère conges-
« tion de la papille. L'œil gauche était le siége d'une large
« excavation dans laquelle on voyait plonger deux veines
« et une artère, en y regardant attentivement on y aperce-
« vait le phénomène de la pulsation artérielle. Les vaisseaux
« qui sortaient de l'excavation se recourbaient sur ses bords
« et formaient un coude. Une légère pression sur le globe
« oculaire arrêtait la circulation veineuse. En deux endroits
« différents, au fond de l'œil, on remarquait deux lésions
« qui éveillaient l'idée de déchirures ou de ruptures de la
« choroïde, permettant de voir la sclérotique sous-jacente.
» L'une d'elles placée au-dessous de la papille et dans son
« voisinage, représentait un arc répondant environ au quart
» d'une circonférence décrite autour de la papille comme

« centre ; la seconde à courbure parallèle à la première mais
« plus éloignée de la papille et moins étendue se trouvait au
« voisinage de la tache jaune. Le malade ne peut, de l'œil
« gauche, ni compter les doigts ni distinguer les objets vo-
« lumineux qu'à une faible distance. Avec l'œil droit il voit
« de loin.

« Le repos surtout et l'atropine suffirent pour améliorer
« sa vue et il retourna à la mer, négligeant les conseils que
« je lui donnais de choisir un autre métier. »

En 1861 rien ne fut publié sur le sujet qui nous occupe.
En 1862 Jos. Talko, médecin de Tiflis publia en langue russe
une observation de rupture de la choroïde qu'il prétend
avoir sinon guérie du moins beaucoup améliorée par l'emploi des déplétions sanguines et les injections de stryeh-
nine.

Pour trouver de nouvelles observations de ruptures de la
choroïde il faut que nous arrivions en juillet 1865. A cette
époque nous trouvons la dissertation inaugurale du docteur
Hillenkamp (De rupturis choroïdæ. Dissert. latin. Mussy,
inaug. Bonn 1865.)

Dans son travail Hillenkamp reproduit les observations
de de Graefe et de Frank sans citer les auteurs. Il relate ensuite deux observations nouvelles prises à la clinique du
professeur Sœmisch de Bonn. La première présente ce fait
remarquable, qu'après une amélioration notable qui permettait d'espérer une guérison, l'acuité visuelle s'affaiblit
peu à peu sans que l'examen ophthalmoscopique permît
de reconnaître la raison de ce changement.

Voici cette observation que je rapproche de l'observation
première de mon travail.

— 14 —

OBSERVATION III.

(Sœmisch in Hillenkamp. De rupturis choroïdæ).

Jacques R..., 13 ans. Atteint à l'œil droit par un éclat de bois qu'il fendait. Tuméfaction considérable des paupières, douleurs violentes, vue presque complètement abolie.

Quatre jours après l'accident les paupières étaient encore tuméfiées, il y avait du larmoiement et une légère injection sous la conjonctive. La tension de l'œil était normale ; les enveloppes de l'œil intactes, la chambre antérieure plus qu'à moitié remplie de sang ; la pupille paraissait contractée et immobile. Le sang épanché rendait l'examen ophthalmoscopique impossible. Le champ visuel était notablement retréci dans sa moitié interne, il n'y avait plus que la perception quantitative de la lumière.

Application pendant huit jours d'un bandage compressif, ventouse Heurteloup, émissions sanguines. Après 7 jours de ce traitement le sang de la chambre antérieure s'était resorbé ; on pouvait voir que le cristallin était intact, mais un trouble hémorrhagique existait dans le corps vitré. La vue s'était beaucoup améliorée et il n'existait pas de lacune dans le champ visuel.

Un mois environ après le commencement du traitement l'humeur vitrée s'était éclaircie et l'on voyait assez nettement tout près de la papille, dans le voisinage de la tache jaune, une rupture de la choroïde survenue à deux endroits, à la suite d'une contusion de l'œil et sans lésion de la rétine.

En effet, à la partie externe de la papille on aperçoit une ligne étroite d'un rouge clair. Cette ligne est distante de la papille d'un peu plus de la moitié du diamètre de celle-ci, sa longueur égale deux fois la largeur de la papille, sa direction est à peu près verticale et présente une courbure à concavité regardant le disque optique. Son extrémité supérieure se divise en trois branches entre lesquelles se trouve un large foyer hémorrhagique et devant lesquelles passent deux vaisseaux de la rétine qui ne sont nullement modifiés.

La seconde ligne également d'un rouge clair a une longueur de deux diamètres de la papille et siége au côté externe de la tache jaune. Un vaisseau passe au devant de cette bandelette. La rétine est intacte et ne présente pas la moindre rupture.

L'ophthalmoscope binoculaire fait voir que ces bandelettes pâles siégent sur un plan postérieur à celui de la rétine qu'on peut juger par ses vaisseaux. Elles présentent une sorte d'excavation limitée par des bords taillés à pic.

Mais comment expliquer l'hémorrhagie de la chambre antérieure et du corps vitré ? Une rupture du segment antérieur du globe oculaire, près du corps ciliaire, est la seule explication plausible.

Au bout de deux mois le corps vitré était devenu transparent ; çà et là cependant nageaient encore quelques flocons membraneux, mais le sang était résorbé au niveau des déchirures. S notablement améliorée égale 1/4 (ech. Jæger).

Au bout de quelques temps, la vue éprouva une notable diminution qui s'accentua de plus en plus. Bientôt S ne fut plus que de 1[40, puis 1[200. Cependant l'aspect ophthalmoscopique était resté le même. Seules les petites taches de pigment qui bornaient les cicatrices avait foncé en couleur. Comme précédemment la rétine était restée complètement intacte.

La seconde observation de Hillenkamp est plus remarquable encore. Il s'agit d'un scotôme central qui disparaît au bout de quelque temps et fait place à une acuité visuelle presque normale.

OBSERVATION IV.

(Sœmisch, in Hillencamp, De Rupturis choroïdæ).

La femme R... six jours avant de rentrer à la clinique, avait été atteinte à l'œil gauche par un éclat de bois. Aussitôt il s'était développé une tuméfaction énorme des paupières qui pendant plusieurs jours maintint l'œil fermé. La blessée se traita par des fomentations froides.

Voici ce que l'examen de l'œil permit de constater. Pas de lésions des parties externes de l'œil. Pupille immobile et moyennement dilatée ; sa forme est normale et résiste à tous les excitants. Les milieux sont transparents. La papille ne présente rien d'anormal, mais dans le voisinage de la tache jaune on voit une raie brune verticale dont l'extrémité présente une inflexion assez notable ; sa longueur est de trois fois le diamètre de la papille et sa largeur en égale le tiers. Les 4[5 de cette bandelette sont au-dessous du méridien horizontal,l'autre 1[5 est au-dessus. La couleur est tantôt blanche, tantôt rouge. En dehors se trouve une deuxième raie blanche et rouge moins large que la première et à concavité tournée vers la papille. Enfin en dehors encore se trouve un troisième sillon plus étroit, plus court que les deux premiers et légèrement concave en dedans. Au devant de ces trois bandes se trouvent trois vaisseaux rétiniens parfaitement normaux.

$S = \frac{1}{20}$ et il existe un scotôme situé un peu en dehors du point de fixation ayant la forme d'une ligne verticale incurvée à son extrémité. A la distance d'un pied, la largeur de cette lacune est de 1[2 pouce, sa longueur de 5 pouces. Dans tout le reste du champ visuel, la vision excentrique est intacte.

A la suite de l'application de la ventouse Heurteloup il y eut une amélioration qui ne fit que progresser.

Bientôt $S = \frac{1}{5}$ puis 1[4. Un dépôt de pigment se forme et fait une bordure à la rupture, le scotôme va en s'affaiblissant, finit par disparaître et la vue redevient presque normale.

Hillenkamp termine son travail par quelques considérations sur le diagnostic différentiel et le mécanisme des ruptures de la choroïde; nous y reviendrons en temps et lieu.

Dans la traduction française des leçons d'ophthalmoscopie de Schweiger, par le Dr Herschell, Paris, 1865, page 90, il est fait mention d'un cas de rupture de la choroïde causée par un accident de chasse. Un plomb d'un assez fort volume avait effleuré le bord externe de l'œil vers la région équatoriale et avait produit une rupture de la choroïde en forme de croissant à concavité tournée vers la papille.

Vers la fin de cette même année, le 15 novembre 1865, Herschler de Pesth fit connaître deux faits concernant le cas qui nous occupe.

Dans l'un, mentionné fort brièvement, il est question d'une rupture de la choroïde coïncidant avec une plaie de la sclérotique et un enclavement de l'iris sans aucun autre détail.

L'autre est relatif à une rupture double de la membrane accompagnée d'un gonflement douloureux du périoste de la portion inférieure de l'orbite, résultant d'un vigoureux coup de poing.

C'est encore en 1865 que Zehender fait paraître la troisième livraison du Traité des maladies des yeux de Seitz qu'il continue. Dans cette 2e édition, l'auteur rapporte une observation de rupture de la choroïde accompagnée d'une planche chromo-lithographiée.

OBSERVATION V.

(Zehender, Handbuch der Augeneilkunde, par Seitz, continué par Zehender
1865, page 751).

Une femme de 36 ans reçut un éclat de bois contre l'œil gauche ; sa vue en fut considérablement troublée. L'examen 8 jours après l'accident révèle une mydriase moyenne. Les milieux sont parfaitement transparents. Au fond de l'œil on voit trois lignes blanches en arc de cercle dont la papille serait le centre. La plus grande et la plus interne se trouve près de la macule, un peu en dehors d'elle. Couleur blanche avec quelques plaques rougés ; autour de ces bandelettes se trouvent des taches rouges représentant des foyers hémorrhagiques. Les vaisseaux rétiniens sont intacts. La vision périphérique est normale, la vision cenrale égale 1|6. Il y a un scotôme central ayant les formes de la bande la plus interne.

Les trois déchirures se cicatrisèrent, l'épanchement sanguin se résorba en laissant un liseré noir bordant les bandelettes. L'acuité visuelle alla en augmentant et redevint normale ; le scotôme s'éclaircit progressivement et disparut.

L'année suivante en 1866 Haase publia in Klinische Monätsbletter für Augeneilkunde 1866 page 255 une observation de rupture de la choroïde présentant comme ocmplications

la fracture du maxillaire supérieur et la luxation du cris-
allin.

Nous trouvons encore dans le courant de cette année
une observation de rupture de la choroïde dans le Traité
pratique des maladies des yeux de Fano, t. 1 page 49.

OBSERVATION VI.

M. B... âgé de 21 ans, étudiant en médecine, est conduit à ma clinique
par un de ses camarades, le 10 janvier 1862. Seize jours avant on lui a
lancé, de la hauteur d'un premier étage, un bouchon de carafe qui a
atteint la partie inférieure de l'orbite gauche. Le blessé n'attachant qu'une
médiocre importance à cet accident, se contenta d'appliquer sur les paupières quelques topiques résolutifs, et continua à vaquer à ses travaux
ordinaires. Il ne tarda pas cependant à remarquer que la vision était devenue très-mauvaise à gauche.

Je constate en effet que, de l'œil droit, B. lit les caractères d'imprimerie
les plus fins ; à l'œil gauche il reconnait à peine les lettres du n° 19 de
l'échelle de Jæger. Lorsqu'il fixe une des lignes imprimées du n° 17 il
n'aperçoit pas les lettres de cette ligne, tandis qu'il saisit quelques-uns
des caractères situés plus haut. Les objets usuels sont vus de la même
manière. Si par exemple, on fait tenir entre l'index et le pouce des ciseaux et qu'on dise au malade de regarder son pouce, il ne voit pas ce
dernier doigt, tandis qu'il distingue les branches des ciseaux placées plus
haut.

Toute la moitié externe de la conjonctive oculaire offre une ecchymose rouge violette. La cornée est saine, la chambre antérieure également. La pupille est un peu plus dilatée qu'à droite, non-contractile.

Examen ophthalmoscopique (image renversée, lentille de 2 pouces 1|2
de foyer). Les milieux réfringents sont parfaitement transparents. Le
fond de l'œil, vu avec le miroir seul, a un aspect légèrement jaunâtre.
Avec la lentille et le miroir, on constate que la papille optique est normale; les vaisseaux qui en partent, c'est-à-dire les vaisseaux de la rétine,
dans toute l'étendue de cette membrane, ne sont interrompus nulle part.
A une certaine distance de la papille et sur divers points du fond de
l'œil, on voit par places des taches plus ou moins larges, d'un rouge
plus ou moins sombre, devant lesquelles les vaisseaux de la rétine passent

sans interruption. Quelques-unes d'entre elles sont circonscrites par une sorte de bordure d'une couleur blanche qui ressort très-bien sur leur teinte sombre. Malgré l'emploi d'un traitement antiphlogistique local, il n'y eut pas d'amélioration notable dans l'état de la vision. Le fond de l'œil s'éclaircit peu à peu par l'absorption du sang infiltré dans la choroïde ; mais les segments blanchâtres mentionnés précédemment persistaient au bout de trois mois. Quelques·unes présentaient de petites plaques d'un violet noirâtre, ressemblant au pigment de la choroïde.

L'auteur rattache ces bandes à des atrophies de la choroïde. Si cependant nous considérons que l'examen a été fait seize jours seulement après l'accident, et qu'il ne s'est manifesté aucun symptôme inflammatoire, si nous tenons compte de la forme de ces bandes à concavité dirigée vers la papille, si nous regardons la chromolithographie qui accompagne l'observation, nous sommes forcé de dire que l'auteur s'est trompé dans son diagnostic, qu'il n'a pas su conclure d'après les lésions et qu'il est plus simple de voir là des ruptures de la choroïde.

Nous ne parlerons que pour mémoire d'une dernière observation de Sœmisch publiée en 1867, avec une planche chromo-lithographiée (in Klinische Monatsblætter für Augeneilkunde, an 1867, page 31) Elle ne se rapporte pas directement à notre sujet car il s'agit de ruptures de la choroïde et de la rétine en même temps. Nous ne la signalons que parce que l'auteur cherche à rattacher les ruptures de la choroïde et de la rétine au même mécanisme.

La même année un médecin de Tiflis, le docteur Talko, publia en langue russe une observation de rupture de la choroïde, avec planche chromo-lithographiée, où la rétine, sans avoir été déchirée, paraît cependant avoir souffert d'une manière assez marquée. Cette observation traduite en allemand a été insérée in Klinische Monatsblatter für die ingeneilkunde, de 1868, page 269.

En 1868, Mauthner de Vienne fit connaître dans son traité d'ophthalmoscopie quatre cas de rupture de la choroïde, dont voici l'analyse.

OBSERVATION VII.

(Mauthner, Traité d'ophthalmoscopique, 1868, page 446),

I. Dans le premier, la lésion était ancienne ; elle était représentée par une ligne brillante située verticalement en dehors de la papille ; sa plus grande largeur était égale à la moitié de la papille. En haut et en bas, elle allait en s'amincissant vers ses extrémités ; sa longueur mesurait quatre fois la longueur de la papille, sa couleur blanche éclatante était celle de la sclérotique mise à nu.

II. Dans le second cas, la lésion choroïdienne due à un coup de poing est récente. Elle est représentée par une déchirure qui commence en pointe près de la macula, se dirige en dedans, passe au-dessus de la papille, puis décrit une légère courbe et se termine par une bifurcation dont les deux branches se rejoignent. La rupture n'offre pas l'éclat blanc bleuâtre de la sclérotique ; sa coloration est uniformément jaunâtre. Dépôts pigmentaires disséminés. La rétine est un peu trouble, sans lésion. En éclairant obliquement un vaisseau rétinien au niveau de la rupture, l'auteur assure avoir vu l'ombre se projeter sur le fond de la solution de continuité. $S = \dfrac{1}{2}$ sans altération du champ visuel.

III. Dans le troisième cas, la lésion a été produite à l'œil gauche par extrémité mousse d'un manche de pelle. Le coup avait porté sur le côté externe. A l'examen, pratiqué au bout de trois semaines, on constata en bas et en dehors de la papille une ligne d'un jaune clair, décrivant un arc de cercle dont la papille serait le centre.

L'auteur avance qu'on voyait à l'image droite partir, dans une direction perpendiculaire à la déchirure, un nombre considérable de stries d'une ténuité extrême comparables aux rayons d'une auréole.

Il existe un extravasat sanguin au-dessous du bord convexe de la déchirure, S descendue d'abord à $\dfrac{2}{7}$ remonte à $\dfrac{3}{7}$ sans changement appréciable dans le tableau ophthalmoscopique.

IV. Dans ce cas, il est question d'un homme atteint d'un coup de pied de cheval à la région orbitaire droite. L'examen, pratiqué trois mois après, montra une déchirure horizontale située au dessous de la papille, à une distance de deux diamètres de cette dernière. $S = \dfrac{2}{7}$.

Voici l'analyse de l'observation de Monoyer qui figure tout au long dans l'excellente thèse du Dr Caillet, médecin militaire, où nous avons puisé plusieurs fois.

OBSERVATION VIII.

(Monoyer. Ann. d'oc., tome LVIII, page 159, 1867).

Notre malade a à l'œil gauche une déchirure de la choroïde dont nous ne pouvons mieux comparer la forme qu'à celle d'une défense d'éléphant vue de profil, dont la pointe correspond au niveau de la macula lutea, mais en dehors et à une distance de la papille double de celle qui la sépare de la tache jaune ; la déchirure part de là et va en remontant et en suivant une courbe concentrique à la circonférence de la papille. Il n'y a pas eu d'épanchement de sang dans le corps vitré ; mais en quelques endroits, surtout aux environs de la papille, on aperçoit de petits foyers hémorrhagiques dans la choroïde ; le quart inféro-externe de la grande circonférence de l'iris est decollé, et il y a du sang dans la chambre antérieure. Scotôme central. Sous l'influence d'un traitement approprié, toute trace d'inflammation a disparu, la vision s'est améliorée considérablement, en ce sens que le scotôme a beaucoup diminué en étendue et qu'il se trouve presque réduit à son centre.

En 1869 parut la savante monographie de Caillet de Strasbourg, qui roule tout entière sur les ruptures isolées de la choroïde.

En 1870, Galezowski publia dans la Gazette des hôpitaux un cas de rupture de la choroïde par contre-coup qu'il fit précéder de quelques réflexions.

Le voici tel qu'il a été publié.

OBSERVATION IX.

(Galezowski. Gaz. des hôp., an. 1870).

Les déchirures de la choroïde par contre-coup prennent des proportions très-variées ; le plus souvent elles occupent le voisinage de la papille ou la région de la macula. En général, il faut savoir que toute plaie occupante de la macula, qu'elle soit large ou petite, compromet à jamais la vision centrale, sans que pour cela la nutrition du globe oculaire soit affectée, une sorte de scotôme central plus ou moins large recouvre tous les objets que le malade veut fixer et l'empêche de voir. Voici un fait à ce sujet.

M. M..., âgé de 14 ans, vint me consulter en décembre 1868 pour une blessure reçue quatre mois avant d'un de ses camarades, qui lui lança une balle en plomb sur la figure. Le malade voyait double par suite de strabisme divergent, et, avec un verre grossissant, distinguait à peine les caractères n° 10. Sa pupille était dilatée. Les objets étaient tout à fait défigurés ; les lignes droites semblaient courbes et interrompues par places. A l'examen ophthalmoscopique, j'ai constaté une large plaque atrophique bordée de pigment et d'exsudations, qui traversai la macula de haut en bas, sous forme d'une raquette et donnait des prolongements dans tous les sens et surtout vers la papille. C'était une déchirure de la choroïde. Le malade ne souffrait point.

Ce fait et plusieurs autres prouvent que de pareilles altérations peuvent rester longtemps sans signe d'inflammation ni d'irritation quelconque ; mais il est des cas où l'œil resta longtemps sensible, douloureux, et les nerfs de la 5ᵉ paire irrités donnèrent lieu à des névralgies très-violentes.

Voici une preuve à l'appui.

OBSERVATION X.

(Reymond (de Turin). Giornale d'oftalmologia italiano,
1869, 3ᵐᵉ fascicule).

Un jeune ouvrier fut blessé dans des expériences pyrotechniques par un éclat d'obus à la région sous-orbitaire gauche. Hémorrhagie par la plaie et par la narine gauche. Vision OG abolie. Plaie contuse de la paupière, parallèle au bord sous-orbitaire. Tuméfaction de la paupière. Pupille dilatée, amaurose complète. Milieux oculaires intacts. Peu d'injection, peu de douleur.

Examen ophthalmoscopique. — Irrrégularités d'apparence hémorrhagique, voilant en grande partie la papille et faisant saillie dans le corps vitré, surtout à la partie inférieure. Sensation de la lumière solaire concentrée. Vingt jours après, on vit apparaître des troubles de la cornée et une certaine mollesse du globe; on institue un traitement par les courants induits. Bientôt résorption du sang, papille visible, vaisseaux amincis, et, çà et là, on aperçoit des points blanchâtres où la sclérotique est à nu. Le globe de l'œil redevient normal.

En l'examinant à l'ophthalmoscope, un mois 1|2 après, Reymond a pu constater tous les les signes d'une rupture de la choroïde, s'étendant à peu de distance du bord inférieur de la papille, sur une longueur transversale de six fois le diamètre papillaire, avec une largeur à peu près égale à ce diamètre. Sa tache est blanche, franchement limitée en haut, arrondie en dedans, se terminant en dehors par deux petits prolongements traversés par un rameau intact d'un vaisseau rétinien. Au-dessous de la tache est une masse rouge irrégulière, plus saillante et plus sombre au centre. En haut de la tache blanche se trouve un vaisseau venant de la papille qui disparaît brusquement sur la limite de la tache. Plus rien dans le fond de l'œil. Le corps vitré a sa transparence ordinaire.

A partir de la quatrième semaine, le malade fut pris de douleurs névralgiques très-violentes qui avaient pour point de départ la cicatrice et s'irradiaient surtout aux ramifications de la deuxième branche du trijumeau. La cicatrice elle-même était alors très-sensible. Les pupilles résistaient à l'atropine et il se forma quelques synéchies qui cédèrent cependant à l'action réitérée des narcotiques. L'œil s'enflamma, la cornée se troubla et des signes de kératite ulcéreuse apparurent.

D'après le docteur Reymond, c'était une ophthalmie névro-paralytique due à une lésion du tronc de la deuxième branche. La cicatrice, point de départ des accidents, était sans doute le siége d'une irritation habituelle, peut-être entretenue par quelque esquille, et la branche maxillaire supérieure était sujette à une compression ou excitation, qui, en augmentant périodiquement, réveillait les névralgies. Il n'est pas rare d'observer, en outre, comme dans ce cas, l'extension des désordres nerveux à des rameaux naissant au-dessus de la portion de nerf directement affectée.

G. Cowel, en 1871, rapporte les deux observations suivantes.

OBSERVATION XI.

(G. Cowel. Ophth. hospit. reports, vol. VI, 3ᵉ partie).

G. Ravost, 13 ans, OD frappé par une grosse pierre 3 mois avant (1864). Vue perdue 15 jours. puis revenue graduellement $S = \frac{1}{6}$ au plus.

Examen ophthalmoscopique. — Déchirure perpendiculaire de la choroïde d'une ligne et demi de long à un quart de ligne du côté interne de la papille.

Plaie plus large à la partie moyenne, 3 quarts de ligne environ, se rétrécit en s'arrondissant à chaque extrémité (le temps écoulé depuis l'accident expliquerait la terminaison arrondie de la plaie). Sclérotique exposée est d'un blanc brillant, quelques vaisseaux rétiniens la travertraversent. Bords de la déchirure présentent quelques petites plaques de pigment. Papille saine.

OBSERVATION XII.

(G. Cowel. Ophth. hosp. reports, vol. VI, 3ᵉ partie).

G. Rogus, garçon hien portant et âgé de 10 ans, est amené à l'hôpital le 24 septembre 1868 pour perte de la vision OD. Deux mois avant, il avait reçu un coup sur l'œil, porté par un jouet. Violent gonflement des paupières, ecchymose. Lorsque son état permit d'ouvrir l'œil, on s'aperçut qu'il n'y voyait plus. Perception seulement de la lumière et des objets brillants; OG sain.

L'examen ophthalmoscopique, après une large dilatation de la papille, = OD légèrement hypermétrope. Milieux transparents, membranes généralement saines. Mais, au-dessous de la papille, il existe dans la rétine et la choroïde une déchirure qui se prolonge en dehors jusqu'au-dessous de la tache jaune. Ces tuniques paraissent avoir été déchirées d'avec le bord inférieur de la papille dans une étendue égale à près de la moitié de sa circonférence et s'en être écarté à la distance de plus d'une ligne. La plaie allait en se rétrécissant vers le dedans, exactement comme dans un staphylome postérieur. Mais, en dehors, la déchirure s'étendait à environ une ligne et demi de la papille, le sommet de la plaie était terminé en pointe aigue. Vaisseaux rétiniens déchirés en travers, largement recourbés au bord inférieur de la plaie. Reste des caillots sur son aire. Taches de pigment à la circonférence. Papille blanche et ovale.

25 mars 1869. *Examen ophthalmoscopique.*—Atrophie progressive des papilles, ratatinées, blanc bleuâtres. Artères et veines invisibles à sa surface, distinctes sur le reste de la rétine. Quelques sensations lumineuses.

Dans ce cas la rupture est survenue dans un point diamétralement opposé au point où le coup avait porté. Il est surtout intéressant par sa ressemblance avec un staphylome postérieur, aspect qui a toujours été s'accentuant davantage, en sorte qu'en voyant le cas pour la première fois sans connaître les antécédents, il eut été impossible de ne pas se tromper. Ce fait montre aussi la tendance qu'ont à rester béantes les plaies transversales de la choroïde, c'est-à-dire celles qui sont plus ou moins parallèles au bord de la papille.

A la même époque (1871), Talko en Russie, Schrœters, Carl Gurth et Hirschberg en Allemagne, citaient 7 observations de rupture isolée de la choroïde. Les 6 premières sont reproduites dans Klinisch Monatsblætter für Augeneilkunde, la première, au n° 197, page 48, la seconde et la 3° au n° 205 et 206, page 139, les trois dernières au n° 206, page 143.

En voici la reproduction.

OBSERVATION XIII.

(Schrœters).

Soldat saxon blessé près de Sedan par une balle de chassepot. Le projectile avait pénétré à un demi-pouce en arrière de la commissure palpébrale de l'œil gauche, traversé la paroi externe de l'orbite et était sorti entre l'apophyse coronoïde et le condyle du maxillaire inférieur droit. L'œil gauche est un peu dévié, mais ses mouvements sont libres dans tous les sens. Le champ visuel présente une défectuosité centrale très-étendue et la vision excentrique est réduite à la perception quantitative de la lumière. L'examen ophthalmoscopique fait voir une tache à reflet jaunâtre, allongée, horizontale, située au-dessous et en dehors de la papille, au-dessus de laquelle passent les vaisseaux rétiniens et même quelques-uns de la cho.oïde et qui offre en somme tous les caractères d'une déchirure traumatique et isolée de la choroïde.

Indépendamment de cette tache, on voit encore dans la région de la macula une bande gris [blanchâtre membraneuse, transparente, striée longitudinalement, que l'on reconnaît être constituée par du tissu cellulaire de nouvelle formation. A l'aide d'un éclairage assez intense, on aperçoit à travers cette bande le reflet blanc jaunâtre de la sclérotique. Des rameaux rétiniens que l'on peut suivre jusqu'au bord central de la bande disparaissent sous elle et émergent au bord opposé (cette bande n'est autre chose que la cicatrice d'une déchirure de la choroïde et de la rétine, ces déchirures ont été produites par cause directe.)

L'abolition presque complète de la vision excentrique prouve qu'en outre le passage de la balle a dû produire un ébranlement violent de la rétine, bien que l'ophthalmoscope n'en fasse pas voir les effets.

L'auteur cite un autre cas de déchirure traumatique de la choroïde dans lequel, à part un rétrécissement assez étendu du champ visuel, la vision avait conservé un certain degré d'acuité.

OBSERVATION XIV,

(Talko).

32° cas de déchirure de la choroïde par contre-coup. Cause déjà ancienne. Le malade avait reçu, à l'âge de 10 ans, un coup de bâton sur l'œil. Pas de trace de lésion antérieure. Pupille largement dilatée, insensible à la lumière et presque réfractaire à l'action de la fève de Calabar, milieux de l'œil transparents, rétine et disque optique normaux. Le fond de l'œil présente deux raies d'un blanc nacré, à bords pigmentés, situées en dedans de la papille (image renversée et en dehors de la tache jaune, plus larges au centre qu'aux extrémités au-dessus desquelles passent les vaisseaux rétiniens). Le malade n'a ni scotomes ni métamorphoses $\frac{1}{1}$ S $= \frac{1}{1}$. (?).

Il est rare qu'une déchirure de la choroïde affecte si peu la faculté visuelle.

Carl Gurth cite trois cas. Le premier nous paraît être relatif à un épanchement sanguin, résultant d'un coup-de feu. Il s'agit d'exsudats d'origine hémorrhagique, siégeant sur la rétine et au niveau desquels les vaisseaux rétiniens sont visibles sur certains points, voilés sur d'autres. C'est ainsi que les choses se passent ordinairement à la suite des hémorrhagies rétiniennes.

Les deux autres observations, relatives cette fois à de vraies ruptures isolées de la choroïde, sont encore produites par des coups de feu. On voyait au miroir une ou plusieurs bandes allongées, blanches, à bords pigmentés, situées derrières les vaisseaux. Il y avait un scotome central de forme ovalaire.

Le cas d'Hirscheberg ne présente rien de particulier; c'est une vraie rupture isolée de la choroïde. La vision d'abord presque nulle se rétablit peu à peu, $S = \dfrac{15}{100}$.

En 1872 nous trouvons une observation d'Hersting.

OBSERVATION XV.

Klinisches Monatsblätter für Augeneilkunde, 1872, p. 11 (Hersting).

Cette observation nous offre un exemple de déchirure double de la choroïde se présentant sous la forme de deux raies très-étroites allongées, concentriques l'une à l'autre.

La centrale est située à $1\ \dfrac{1}{2}$ D de la papille; elle est la plus longue et son extrémité inférieure présente trois cornes. Ces raies n'offrent pas une teinte uniforme dans toute leur étendue. La petite ainsi que les extrémités de la grande sont rougeâtres ; c'est qu'en ces points la déchirure n'intéresse pas toute l'épaisseur de la choroïde ; elle est complète au conraire à la partie moyenne de la grande qui présente une coloration blanche en certains points, bleuâtre et violacée dans d'autres.

L'bservation de M. Hersting nous fournit un des rares exemples de restitution presque complète de vision après une déchirure de la choroïde. En effet l'auteur eut l'occasion de voir son malade un an et demi après l'accident, et put constater que la petite déchirure et les extrémités de la grande n'étaient plus reconnaissables qu'à quelques dépôts pigmentaires. Les bords de la solution de continuité étant très-rapprochés s'étaient réunis par première intention. La partie moyenne de la grande raie s'était aussi beaucoup rétrécie. On y reconnaissait dans trois ou quatre points des masses cicatricielles qui avaient attiré sur elle le bord externe de la déchirure. L'acuité visuelle était à peu près normale, mais l'accommodation était un peu diminuée, ce qui peut s'expliquer de même qu'un certain degré de dilatation permanente de la pupille par la déchirure de quelques nerfs ciliaires.

L'auteur fait encore remarquer que lorsque le malade fixait des lignes horizontales ou verticales, il les voyait non pas droites mais ondulées. C'est que la grande déchirure correspondait à la *macula lutea* et que la rétine était tiraillée en ce point par la cicatrice choroïdienne.

En 1873, deux observations ont été publiées, l'une par Jeffries de Boston, l'autre par Woinow de Moscou.

OBSERVATION XVI

(Jeffries. Société ophth. améric. — Compte-rendu de la 9e réunion
de 1873).

Un jeune homme de 15 ans était en train de pénétrer dans une grange au mois de novembre 1871, quand il heurta du front une poutre qui avançait. Il ne fut pas, paraît-il, gravement atteint, l'effet du coup ayant aussitôt disparu. Trois jours après il voyait des taches noires devant l'œil gauche. Un ou deux mois après l'accident il ne pouvait distinguer un cheval d'un chien et ne voyait qu'une partie des objets.

Aujourd'hui, 3 mars 1872, il a l'œil en apparence très-sain, les milieux sont transparents, le nerf paraît normal. A l'image droite cependant on voit deux points brillants en forme de croissant comme deux cicatrices choroïdiennes en haut et en dehors du nerf. Sans pouvoir dire que la rétine est décollée ou plissée, il est certain que dans la région de ces points brillants elle a un aspect particulier, luisant; vers la *macula* les vaisseaux rétiniens ne peuvent se voir qu'avec difficulté.

Observation XVII.

(Woinow. Compte-rendu de la société des médecins de Moscou, 1873, n° 4).

Blessure de la paupière supérieure. Plaie perforante de 12 1/2 mm. du globe oculaire, résultant d'un coup reçu en ouvrant une bouteille d'eau de seltz.

Au bout de huit jours, guérison complète de la plaie. A l'ophthalmoscope on voit une rupture de la choroïde sans décollement de la rétine, $S = \frac{1}{5}$.

Depuis 1855 on n'avait pas fait d'autopsie d'individus atteints de rupture de la choroïde. Edouard Nettleshin, en 1873, put faire l'énucléation d'un œil dans ces conditions. Voilà ce qu'il nous apprend.

Observation XVIII.

(Nettleshin. Rapport du conservateur du musée d'Ophthalmic Hospital).

Mary Web, 47 ans, consulte Streatfeild pour son œil gauche privé de la vision, depuis 12 ans, par suite d'iritis. Elle s'est heurtée, cinq jours avant, contre une table. Peu de douleurs, cornée transparente. Pupille obstruée par de vieille lymphe plastique, offrant des taches rouges récentes, et déplacée en haut. Après l'excision on trouve une vaste déchirure de la choroïde au niveau de la conjonction de la sclérotique et de la cornée. Les bords de la choroïde se sont rétractés et laissent à nu une portion considérable de la sclérotique. Rétine arrachée de ses attaches à la pupille et décollée presque partout.

Cette observation comme on le voit, laisse la question sans rien y ajouter.

Notre maître du Val-de-Grâce, le savant professeur Maurice Perrin, dans l'article *choroïde* du Dictionnaire encyclopédique des sciences médicales de Dechambre, mentionne cinq cas de ruptures isolées de la choroïde qu'il a observés.

Nous ne saurions mieux faire que de le citer textuellement.

OBSERVATIONS XIX, XX, XXI, XXII, XXIII.

I. — J'ai eu personnellement l'occasion d'observer cinq cas de rupture de la choroïde. La première fois ce fut chez un enfant de troupe des sapeurs-pompiers. L'altération était représentée par deux lignes courbes concentriques d'un blanc brillant, entourant la *macula,* comme deux croissants situés en bas et en dehors. L'état de la choroïde était compliqué d'un trouble du corps vitré et de nombreux corps flottants. L'acuité était de 1/20 sans altération du champ visuel. D'après les souvenirs assez vagues de l'enfant, l'accident était dû à un choc subi pendant le jeu dans le voisinage de l'œil.

II. — Le second exemple est relatif à une femme d'une trentaine d'années que mon collègue et ami Quesnoy, médecin en chef de l'Hôtel des Invalides, me mit à même d'examiner très-peu de jours après l'accident. Il s'agit d'une mère qui, portant son jeune enfant sur le bras, reçu de ce dernier un coup de doigt à l'œil. La douleur fut peu intense ; la réaction externe nulle, mais la vision fut profondément troublée surtout pendant la fixation. Il devint impossible d'appliquer les deux yeux à un travail d'aiguille ; l'œil blessé troublait l'autre ; il comptait à peine les doigts à un pied de distance suivant l'axe visuel ; la vision périphérique était un peu plus satisfaisante. A l'ophthalmoscope on découvrait une suffusion sanguine allongée, passant par la région de la macula dans une direction à peu près verticale. Cette suffusion sanguine laissait à découvert quelques petits îlots d'un blanc jaunâtre qui gagnèrent en étendue avec le temps, se substituèrent à la tache sanguine et finalement, au bout de quelques semaines, formèrent une plaque irrégulière, allongée, limitée par un liseré brunâtre. Une légère amélioration fut obtenue pendant cette transformation de l'altération intra-oculaire ; mais la fonction de cet œil reste définitivement assez mauvaise pour être plus nuisible qu'utile dans la vision binoculaire.

III. — Le troisième fait est relatif à un militaire qui, dans une tentative de suicide se tira un coup de fusil sous le menton. La balle brisa comminutivement les os de la face et provoqua la perte subite de la vision des deux côtés. A l'examen ophthalmoscopique pratiqué quatre mois après, je constatai une atrophie des deux nerfs optiques et une rupture large mais peu étendue des deux choroïdes au pourtour du nerf optique.

Quant aux deux derniers, ils sont actuellement dans le service des ophthalmiques, au Val-de-Grâce.

IV. — L'un d'eux, soldat au 130e de ligne, reçut il y a quelques semaines, pendant les exercices d'un tir à tubes, un petit projectile du volume d'un pois, qui vint par ricochet frapper l'œil gauche au niveau du bord de la paupière inférieure, couper ce bord et faire à la sclérotique, vers l'insertion de l'iris, une plaie à travers laquelle s'enclava l'iris. Il en résulta une réaction assez violente, tous les signes d'une iritis aiguë, mais surtout la perte absolue et immédiate de la vision. Dès que les symptômes inflammatoires furent dissipés, on put constater les désordres suivants : la papille d'un gris jaunâtre, uniforme, sans apparence de lame criblée, est ovale de haut en bas : elle est entourée en haut et en dedans par une bande éclatante d'un blanc jaunâtre qui rappelle tout à fait l'aspect des plaques d'atrophie choroïdienne. Cette bande a la largeur de la papille ; elle se termine au-dessous de cette dernière par de larges masses pigmentaires ; au-dessus, elle se prolonge vers la région de la tache jaune, au niveau de laquelle elle se transforme en deux bandes verticales plus étroites, verticales. Dans toute son étendue, l'altération est limitée par des dépôts de pigment irrégulièrement disséminés soit sur ses bords, soit sur sa surface : on remarque aussi en certains points, sur cette dernière, quelques vestiges du stroma choroïdien.

Les vaisseaux rétiniens passent au devant sans être altérés, ni dans leur direction ni dans leur forme ; en aucun point ils ne sont recouverts par le pigment pathologique. La seule particularité digne d'être mentionnée est représentée par une courbe angulaire que forme, au niveau de la déchirure, la bifurcation inférieure de la veine, comme on l'observe si souvent dans les atrophies choroïdiennes péri-papillaires.

L'examen ophthalmoscopique ne relève aucun désordre fondamental ; néanmoins la vision est toujours nulle, et il est fort probable, sinon certain, qu'il en sera toujours ainsi.

(En effet, M. le professeur agrégé Chauvel, qui suppléait M. le professeur Maurice Perrin au moment de la sortie du malade nous ayant communiqué le dernier examen ophthalmoscopique, nous avons pu constater que la vision était toujours nulle à gauche. Le malade est sorti retraité de 6e classe).

(Voir le dessin n° 1 de la planche).

V. — Le second, soldat au 115ᵉ de ligne, reçut il y a huit mois une pierre sur l'œil droit. Le choc fut peu violent : il survint une inflammation externe qui dura quelques semaines sans laisser de traces apparentes. Mais après l'accident la vision fut perdue : il en est ainsi encore aujourd'hui.

Les résultats fournis par l'ophthalmoscope diffèrent de ceux des cas précédents. Ici il existe manifestement un état inflammatoire de la rétine et du nerf optique. La papille, d'un rouge jaunâtre, est tuméfiée; ses bords élargis sont mal délimités, les vaisseaux sont gros, sombres, flexueux et légèrement voilés autour de la papille.

Quant à la rupture, elle passe immédiatement au-dessus de la papille image renversée), sous l'aspect d'un trait blanc très-fin. De là elle se continue en dedans et en dehors au delà des limites du champ d'exploration, c'est-à-dire au delà de l'ora serata. La couleur blanche est moins éclatante que dans d'autres cas; on y rencontre du pigment disséminé en très-petites masses.

Dans toute l'étendue de la rupture et au-dessus, la choroïde a des tons plus clairs que la région inférieure marquée en rouge foncé sur la figure. Cette différence d'aspect doit résulter d'une dépigmentation partielle de la membrane, sans autre altération appréciable. Ici comme toujours on rencontre, tout le long de la solution de continuité, des dépôts de pigment affectant les formes les plus variées.

(Le malade sortit du Val-de-Grâce, pendant que M. Chauvel avait le service, avec un congé de réforme n° 2. Sa vision n'était pas améiorée.)

La figure n° 2 qui n'est qu'une reproduction coloriée de celle du professeur Maurice Perrin, donne une idée assez exacte de l'état des choses.

Les trois dernières observations de rupture de la choroïde qui aient été publiées, se trouvent dans les Annales d'oculistique, tome LXXVII, page 26, année 1877. Elles appartiennent au Dʳ Teillais (de Nantes). Je les reproduis telles qu'elles ont été publiées.

OBSERVATION XXIV.

Le matin du 15 novembre 1875, le nommé S..., âgé de 18 ans, né à Auray, reçut sur l'œil gauche une balle élastique, lancée avec force d'une stance de 10 mètres environ. Ce choc violent le fit s'évanouir sur-le-champ, et quand il revint à lui il éprouvait une douleur frontale des plus vives qui dura jusqu'au soir; la nuit fut assez bonne. Quant à la vision, le avait été tout à coup complètement abolie du côté gauche et était devenue trouble du côté droit.

Ce ne fut que quatre jours après l'accident que le malade commença àavoir une vague perception de la lumière à gauche. L'œil paraissait avoir augmenté considérablement de volume, les paupières étaient gon-flées et ecchymosées. Il s'était fait aussi un épanchement sous-conjonc-tival très-abondant.

Quand M. S... se présenta chez moi, le 5 décembre 1875, les parties avaient à peu près repris leur apparence normale; un reste d'extrava-sation sanguine existait encore sous la conjonctive, qui avait une teinte jaune. La consistance de l'œil était normale.

La pupille assez dilatée avait la forme ovale; cependant la mydriase n'était pas complète. Le malade depuis longtemps n'éprouvait plus aucune douleur; il se plaignait seulement d'y voir à peine de l'œil gauche. En effet l'acuité centrale y était considérablement diminuée; il pouvait voir seulement les doigts à un mètre et lisait le n° 20 de l'échelle de Snellen à 0,40 cent. La vision périphérique était aussi sensiblement rétrécie.

A l'ophthalmoscope, je constatai, à l'image renversée, en bas et une peu en dehors, c'est-à-dire en haut et un peu en dedans, une tache trian gulaire assez foncée et recouverte d'un pointillé noir brun qui était dû à un épanchement de sang en voie de résorption. Le sommet du triangle touchait presque au bord papillaire. L'humeur vitrée était légèrement trouble sans qu'il y eût cependant de flocons appréciables. Je ne pus constater d'autres lésions; les vaisseaux me parurent avoir leur volume et leur direction ordinaires. J'instillai du sulfate d'ésérine qui réduisit facilement la dilatation pupillaire, ce qui me fit voir, dans la moitié supérieure de l'iris, un tremblement qui m'avait échappé au premier abord. Le traitement fut ainsi institué : tous les jours instillation de 1 milligramme d'ésérine; tous les deux jours application d'une ven-ouse Heurteloup à la tempe gauche, jusqu'au nombre de cinq. Iodure de potassium à l'intérieur.

Au bout de vingt jours il s'était produit une amélioration sensible. La pupille, quoiqu'un peu dilatée, était devenue contractile et la vision avait gagné à ce point que l'acuité, mesurée avec soin, pouvait être

Achard.   3 représentée par $S = \dfrac{2}{3}$ qui se maintint du reste jusqu'au départ.

Le fond de l'œil offrait alors le spectacle suivant : le triangle existait toujours, mais la coloration de brune était devenue grisâtre par suite de la résorption de l'épanchement ; puis on apercevait comme une perpendiculaire abaissée du sommet à la base, une ligne blanche dont la longueur faisait à peu près trois fois le diamètre de la papille. Le vaisseau rétinien qui se divisait à ce niveau passait devant elle.

J'avais affaire à une rupture de la choroïde, et encore une forme rare qui se rapproche de celles rapportées dans une observation de Graefe et dans une de Frank où les ruptures partaient du bord de la papille en forme de rayon. Or le siége le plus fréquent de cette lésion se trouve dans le voisinage du pôle postérieur non loin de la tache et plus en dehors qu'en dedans du nerf optique.

En résumé, cette rupture isolée de la choroïde était accompagnée d'une ecchymose sous-conjonctivale, d'une mydriase moyenne avec forme ovale de la pupille, d'un ébranlement de l'iris limité à la partie supérieure et d'un épanchement sanguin de la choroïde entourant la solution de continuité. La sclérotique et la rétine étaient intactes.

OBSERVATION XXV.

Le 29 avril 1875, le nommé M..., âgé de 32 ans, voyageur de commerce, ayant son domicile à Paris, reçut, à la suite d'une querelle dans un café de Nantes, un porte-allumettes sur l'œil droit. Il vint chez moi le lendemain de l'accident. Le gonflement des paupières était considérable et même la tuméfaction était telle qu'on pouvait à peine les ouvrir. Je pus cependant constater qu'il y avait une mydriase, mais il ne m'était pas permis de faire un examen du fond de l'œil. Pendant trois jours je me bornai à prescrire des lotions d'eau glacée et j'appliquai le bandeau compressif.

La douleur étant moins vive et le gonflement ayant diminué, il désira repartir pour Paris ; je l'adressai alors à M. de Wecker.

Au mois de Novembre suivant, de passage à Nantes, il vint me voir et me raconta que, pendant vingt jours, il avait eu une cécité complète de l'œil droit. Comme traitement on lui avait fait des applications de glace, des instillations d'atropine ; on avait continué l'application du bandeau compressif.

Pendant un mois environ la vision centrale avait été notablement troublée par un phénomène cité dans la plupart des observations : un scotome central qui, comme une bande, coupe les objets. On avait même pu quelquefois presque apprécier sa forme et ses dimensions qui étaient en rapport avec celle de la déchirure du fond de l'œil. Il voyait aussi les objets plus petits qu'ils n'étaient réellement d'un tiers environ.

Quand je l'examinai sa pupille était ovale et légèrement dilatée ; il y avait un léger déplacement du cristallin en haut, avec inclinaison de son bord postérieur en arrière.

A l'ophthalmoscope je constatai un trouble profond de l'humeur vitrée. De nombreux flocons mobiles indiquaient qu'un épanchement sanguin assez abondant s'y était fixé. Il n'y avait pas de lésion rétinienne mais la choroïde présentait quatre ruptures : l'une très-grande, la plus éloignée de la papille et les trois autres de petite dimension, toutes traversées par des vaisseaux rétiniens.

Je pus alors observer en me servant de l'ophthalmoscope binoculaire de Giraud-Teulon qui, comme on sait, donne la notion de relief, que les déchirures étaient placées sur un plan postérieur à celui des vaisseaux rétiniens. Mais je n'ai pu m'assurer que leurs bords étaient taillés à pic, ni voir, à l'aide de l'éclairage oblique fait avec le miroir ophthalmoscopique, comme le prétend Mauthner, la projection sur la rupture de l'ombre des vaisseaux.

Sur ces entrefaites, M. le Dr Masselon, chef de clinique de M. de Wecker que j'eus l'occasion de voir, voulut bien me donner des renseignements conformes de tous points au diagnostic que j'avais porté.

L'examen de la réfraction de l'œil droit, pris un an après l'accident, a donné le résultat suivant :

$$H = 2 \, \text{diopt.} \left(\frac{1}{18} \right) \quad S = \frac{1}{5}$$

Ce qu'on doit relever dans cette observation, c'est d'abord le nombre des ruptures qui s'élèvent jusqu'à quatre, la présence du scotome central, la luxation du cristallin et le trouble profond et persistant de la vision, puisque l'acuité est descendue à 1[5.

La luxation du cristallin a déjà été notée ; mais il est à remarquer que quelle que fût la violence du traumatisme, jamais, jusqu'ici, il ne s'est produit de cataracte en même temps qu'une rupture isolée de la choroïde.

OBSERVATION XXVI.

M. D..., âgé de 45 ans environ, avocat, reçut à la chasse, le 5 janvier, une trentaine de grains de plomb tant à la figure qu'aux mains. L'un d'eux vint frapper la partie supérieure de l'œil gauche et produire une plaie peu profonde, puisqu'il n'y séjourna pas, à la partie supérieure, immédiatement au-dessous du sourcil. La douleur fut très-intense mais ne dura que quelques minutes. L'œil fut très-injecté, sans gonflement notable des paupières. Il n'y en avait pas moins une cécité complète de l'œil gauche qui dura deux jours. On fit immédiatement des applications de sangsues, après lesquelles la vision commença à se rétablir. Huit jours après M. D... vint à Nantes me consulter.

Il y avait alors une injection très-modérée de la conjonctive et la pupille était ovale et très-sensiblement dilatée. La petite plaie de la paupière était cicatrisée ; mais nous avons dit qu'elle était légère. Le malade aurait pu à peine y voir pour se conduire avec l'œil contusionné.

A l'ophthalmoscope, je constatai un trouble notable du corps vitré qui ne permit pas de vérifier les lésions du fond de l'œil. Ce ne fut que dix jours après que je pus diagnostiquer sûrement une rupture de la choroïde. Une grande partie de l'épanchement était résorbé et le malade se plaignait de voir une foule de points noirs s'agiter devant lui. Il insistait surtout sur un signe déjà noté : tous ces objets lui paraissaient divisés par une bande noire qu'il estimait être de la longueur de trois doigts, à une distance de vingt pieds environ.

Pour avoir la perception nette, pour lire à un mètre, par exemple le n° 1 de Snellen il regardait soit au-dessus de la lettre, soit au-dessous.

La déchirure avait la forme d'une longue bandelette étroite, courbe, à concavité dirigée vers la papille : il n'y avait pas d'autre lésion.

Comme nous l'avons dit, la vision centrale était interceptée par un scotome. La vision périphérique était normale. j'appliquai la ventouse Heurteloup et ordonnai des frictions mercurielles ; iodure de potassium à l'intérieur. Vers le milieu du mois de février, un mieux sensible se manifesta.

L'acuité à ce moment s'était relevée subitement, $S = \dfrac{1}{3}$. Le scotome central avait disparu. Cet état reste stationnaire jusqu'au mois de mai dernier. Il ne s'était produit du reste aucun changement au fond de l'œil. Il n'était advenu aucune complication, mais la vision avait baissé. M. D... compte les doigts à 0,60 cent. mais ne peut plus lire.

La rétine étant saine, il est difficile d'expliquer une pareille altération visuelle. Nous en sommes réduits à admettre que la contusion a dû y déterminer un changement moléculaire qu'il ne nous est pas donné d'apprécier.

Observation XXVII. (Inédite).

(Due à l'obligeance de M. Fieuzal, chirurgien de l'hospice des
Quinze-Vingts.)

Le 26 mars 1871 fut conduit à l'hospice des Quinze-vingts, le nommé Bories, âgé de 21 ans, soldat au 37e régiment de ligne, blessé au passage de la Boule-Blanche (rue de Charenton).

Ce jeune soldat venait de recevoir à la région temporale gauche, une balle d'un fusil à tabatière qui en éraflant l'apophyse orbitaire externe avait déterminé dans cette région une plaie de 6 centimètres de longueur sur 4 centimètres de hauteur. La commissure palpébrale externe n'avait pas été intéressée malgré une profondeur considérable de la plaie, cependant la peau avait été en partie enlevée et laissait à nu le rebord orbitaire externe. Une forte ecchymose sous-conjonctivale se produisit très-rapidement et l'œil ne conservait au moment de l'examen, c'est-à-dire quelques heures après la blessure, qu'une perception quantitative de la lumière dans le champ visuel externe.

La mensuration de l'acuité visuelle ne donne pas de résultat. L'abolition est complète en haut, en dedans et en bas. Du reste bonne santé générale, intégrité parfaite des facultés intellectuelles, pas de réaction fébrile consécutive. Etat général on ne peut plus satisfaisant.

L'examen ophthalmoscopique permettait dé constater une transsudation séreuse péripapillaire voilant les contours du disque nerveux san l'effacer complètement. Les veines rétiniennes ne sont pas sinueuses ; la région de la macula lutea présente un aspect blanchâtre et comme une zone légèrement tuméfiée, opaque, à reflets gris bleuâtres, se continuant du côté externe dans une étendue considérable par une déchirure de la choroïde en partie masquée par un vaste foyer apoplectique en nappe rectangulaire, de couleur rouge clair, à contours parfaitement nets.

Il s'était fait des rapties dans le corps vitré à la faveur forcément d'une rupture de la rétine qu'on ne pouvait constater, et dans les mouvements imprimés au globe oculaire, on voyait se déplacer de larges flocons rougeâtres, et on pouvait constater en dehors de la place de l'épanchement sanguin, la rupture de la choroïde avec ses trois irradiations : deux, vers les parties équatoriales en haut et en bas, et une du côté externe suivant l'équateur de l'œil. Le long des vaisseaux que la dilatation pupillaire permettait de voir nettement, on ne distinguait aucun pinceau hémorrhagique.

Le traitement a consisté dans l'emploi, au début, de compresses froides, bientôt remplacées par des compresses chaudes, de l'atropine et une compression méthodique. La dilatation de la pupille resta irrégulière bien qu'il n'y eût aucune synéchie. Avant l'emploi du collyre la pupille était de forme ovalaire et moyennement dilatée; le collyre n'a provoqué de mydriase sensible qu'au bout de plusieurs jours.

A part l'éblouissement et la douleur qui avaient immédiatement suivi la blessure, ce malade n'a rien ressenti et nous avons eu toutes les peines du monde à le garder à l'ambulance pendant un mois et demi. Au bout de ce temps il voulut sortir bien qu'il fût à peine guéri de sa plaie temporale. Quant à sa vision elle restait bornée au champ visuel externe et ne s'était guère étendue qu'un peu en haut et en bas.

Cependant la résorption de la nappe sanguine s'était faite rapidement, le corps vitré était limpide et l'on voyait nettement la déchirure de la choroïde dont les bords se chargeaient de pigment. Cette déchirure ayant la forme d'un T couché présente réunies les deux formes de rupture mentionnées précédemment concentrique et rayonnée. (voir notre dessin 3).

OBSERVATION XXVIII. (Personnelle).

P. François, 24 ans, brigadier au 8° d'artillerie, autrefois exerçant la profession de tabletier à Paris, est couché au n° 18 de la salle 13, service de M. le professeur Maurice Perrin.

Cet homme, d'une bonne constitution, n'accuse aucune maladie antérieure.

Rentré au Val-de-Grâce, le 4 février 1877, il nous raconte que, le 26 août 1876, au camp de Châlons, en allant placer une sentinelle, il reçut sur l'œil droit une pomme de terre jetée avec force.

Aussitôt après le choc l'acuité visuelle diminua presque complètement et il se déclara une conjonctivite assez intense et une tuméfaction assez volumineuse de la paupière supérieure qui empêchait d'ouvrir l'œil et de voir la lumière. La paupière inférieure resta intacte ; ce qui nous prouverait que le choc avait porté sur la partie supérieure du globe oculaire.

Pendant la nuit qui suivit l'accident, le malade ressentit un mal de tête très-violent qui cessa le lendemain matin. Depuis lors il n'a plus ressenti la moindre douleur.

Du 26 au 31 août, à l'infirmerie du régiment, il mit continuellemen snr son œil des compresses trempées dans l'eau de guimauve.

Rentré à l'hôpital du camp le 1ᵉʳ septembre, il eut immédiatement une première application de sangsues à la tempe droite, bientôt suivie d'une seconde, à la suite de laquelle la tuméfaction et la conjonctivite disparurent. Le malade put alors ouvrir complètement l'œil, mais l'acuité visuelle était toujours presque nulle. « Il ne pouvait, dit-il, distinguer un homme au delà de cinq à six pas. »

Toute lésion extérieure de l'œil ayant disparu, il ne restait qu'une énorme dilatation de la pupille. On appliqua alors du papier calabariné qui n'ayant donné aucun résultat au bout de vingt à vingt-cinq jours fut laissé de côté.

Après quelque temps de repos à l'hôpital le malade fut envoyé en convalescence pendant trois mois.

Pendant ce temps d'hôpital et la durée de sa convalescence le malade resta le même, et sa vue, nous dit-il, ne s'améliora que bien légère ment.

Voici son état à son entrée au Val-de-Grâce le 4 février :

Acuité visuelle. — Œil gauche, égale 3/4. Avec l'œil droit le malade lit le nᵒ 200 de l'échelle typographique à une distance de 1 m. 50, donc acuité de 1/50 environ.

Optomètre de M. Perrin. — Œil droit ne donne aucun résultat. Œil gauche. Le punctum remotum est + 50. Le punctum proximum est — 6 Donc, il y aurait un peu d'hypermétropie.

Spectre solaire. — Rien à signaler pour l'œil gauche qui distingue très-bien les couleurs. Avec l'œil droit le malade voit très-bien le blanc, le noir, le gris et le bleu, mais il voit brunes les couleurs violet et rouge foncé, et il voit blanches les couleurs vert pâle et jaune. Aussi pour prendre son champ visuel, je me suis toujours servi de la couleur blanche.

Eclairage oblique. — Aucune lésion de la cornée, de la chambre antérieure ni du cristallin. La pupille droite est énormément dilatée, presque trois fois plus que la gauche elle est ovalaire et déformée légèrement, les bords libres de l'iris sont dentelés, ces dentelures sont surtout évidentes après l'instillation du collyre à l'ésérine qui ne rétrécit l'orifice pupillaire que fort peu et momentanément. Il est probable que la déchirure de la choroïde aura amené une déchirure de quelques filets ciliaires, d'où déformation de la pupille et inégale contractilité des fibres de l'iris, de là les dentelures.

Eclairage direct. — On remarque une hypermétropie légère de l'œil droit. Cette hypermétropie est plus accentuée à gauche quoique n'étatn pas très-forte. Elle est corrigée par le verre convexe n° 42.

Champ visuel. — Normal du côté gauche. Normal à la partie inférieure de l'œil droit; coupé presque horizontalement à la partie supérieure, où il est très-faible (voir le dessin n° 5 de notre planche).

Examen ophthalmoscopique. — Voici ce que nous observons: Œil gauche normal et ne présentant rien de particulier. Œil droit présente, hors du siége de la lésion, une coloration normale. Papille à peu près normale; peut-être un peu plus blanche qu'à gauche. Déchirure en arc de cercle ayant pour centre le nerf optique, située à la partie supérieure un peu interne et externe (image renversée) de la papille. Cette première déchirure assez étendue est surmontée à sa partie supérieure et moyenne d'une petite déchirure rayonnée en forme de croissant à concavité tournée vers la macula. Sur les bords de la déchirure la plus grande se trouve un dépôt de pigment déposé pour ainsi dire en bloc à la partie moyenne et inférieure et à son extrémité interne. Dans la région maculaire se trouve une énorme pigmentation pointillée finement et la macula est un peu plus brune qu'à l'état normal. Mais le fait le plus remarquable est le fin pointillé pigmentaire siégeant sur toute la régions Un grand nombre de vaisseaux passent au devant de la rupture, une artère et une veine volumineuse sont surtout apparentes. Jusque-là rien de nouveau. Dans les observations citées ci-devant nous avons vu des cas semblables. Mais ce qui n'avait jamais été cité nulle part, ce qui probablement n'avait jamais été vu, c'est la manière dont se comporte un vaisseau, une veine.

Cette veine vient de la partie supérieure et externe de la rétine, elle arrive sur le bord supérieur de la rupture, à ce niveau elle forme une espèce de crochet et disparaît mais non complètement. En effet si on observe avec soin on voit qu'un tout petit vaisseau rouge d'un volume égal à celui d'un cheveu lui fait suite.

Que se passe-t-il? De deux choses l'une : ou bien le vaisseau plonge au niveau de la rupture, va avec la rétine tapisser la sclérotique et nous paraît d'un bien moindre volume à cause de la distance : ou bien au moment où s'est produit l'accident le vaisseau a été tiraillé, ses tuniques n'ont pas cédé mais se sont allongées et le vaisseau a diminué de calibre. La première supposition n'est pas admissible, parce qu'en projetant obliquement la lumière avec le miroir on voit l'ombre du crochet se projeter sur la sclérotique. La seconde supposition reste seule pour expliquer ce fait remarquable.

Un nouvel examen ophthalmoscopique fait il y a huit jours nous montre qu'il n'y a aucun changement au fond de l'œil. (Le dessin n° 4 de notre planche représente très-exactement l'image ophthalmoscopique de cet œil.)

Si nous résumons le nombre de cas de ruptures de la choroïde publiés jusqu'à ce jour, voici le résultat obtenu :

ANNÉES.		CAS.	ANNÉES.		CAS.
1854	De Graefe.............	2	1870	Galezowski	1
1855	Von Ammon........	1	—	Reymond	1
1860	Streatfeild............	1	1871	Cowel..............	1
—	Frank..............	2	—	Talko..............	1
1865	Schweiger	1	—	Schræters...........	2
—	Sœmisch............		—	Carl. Gurth.........	3
—	Hillencamp..........	3	—	Hirschlerg	1
—	Hirschler...........	2	1872	Hersting...........	1
—	Zehender	1	1873	Woinow...........	1
1866	Haase..............	1	1874	Nettleshin..........	1
—	Fano...............	1	—	Jeffries.............	1
1867	Stelvag	1	1875	Maurice Perrin......	4
—	Talko..............	2	1877	(Mars) Dr Teillais (de	
—	Monoyer...........	1		Nantes)............	3
1868	Mauthner...........	4	—	Deux que nous publions	2

Total.................. 48

Donc le total des observations parues jusqu'à ce jour est de 46, que nous avons reproduites, analysées ou citées, et 48 si nous comptons les deux observations nouvelles que nous publions nous-même dans ce travail inaugural.

MÉCANISME.

Les ruptures déterminées par une puissance contondante s'observent en partie dans la sclérotique et en partie dans la choroïde. Les premières ont été le sujet d'explications diverses et ne font pas parties de notre sujet. Quant aux secondes plusieurs hypothèses ont été émises pour en expliquer le mécanisme.

Von Ammon qui a été assez heureux, en 1855, pour voir à l'autopsie un cas de rupture de la choroïde, s'exprime ainsi :

« Ce cas de rupture de la choroïde est un fait digne de « remarque. Aucune lésion analogue de la sclérotique, ni de « la rétine ne se trouvait dans la région correspondante, la « choroïde seule était rompue. Il se peut que la sclérotique qui « a été enfoncée à la suite de la commotion du globe oculaire ait « agi sur la choroïde placée immédiatement au-dessous et l'ait « déchirée (car c'est ainsi que les commotions violentes agis- « sent sur les organes voisins). Cela expliquerait aussi pour- « quoi la rétine resta intacte, car elle ne put être atteinte par « la sclérotique infléchie vers l'intérieur du globe. »

Notre esprit, nous l'avouons n'est pas satisfait par cette explication, pas plus que par celle de Hirschler, qui cherche à prouver par le même mécanisme la coexistence constante de deux ruptures de la choroïde.

Hillencamp, lors de sa thèse inaugurale en 1865, fit des expériences sur des jeunes chiens, mais malgré tous les soins qu'il donna à cette expérimentation, il ne put arriver à produire une rupture de la choroïde. Voici le mécanisme qu'il donne : le tissu choroïdien étant uni assez intimement à la sclérotique au niveau du passage des vaisseaux, ne peut accompagner cette membrane dans les extensions brusques et se déchire.

Le **Dr Caillet** (thèse de Strasbourg 1869) a été plus heureux mais n'en a pas tiré beaucoup de résultats.

Ses opérations ont porté sur trois lapins ; elles ont été faites avec une arbalète et des balles en argile desséchée Une seule fois il a pu constater à l'autopsie une rupture de la choroïde, mais dans ce cas le globe oculaire avait été isolé et écrasé entre les doigts, de sorte qu'il ne peut invoquer ce fait pour servir à l'explication du mécanisme de la lésion qui nous occupe. Finalement il adopte l'opinion d'Hillencamp en lui donnant plus de précision.

C'est aussi l'opinion que nous adoptons avec de légers changements. Voici comment nous nous expliquons ce mécanisme.

Mécanisme. Nous devons nous représenter le bulbe reposant dans l'orbite par plus de la moitié postérieure sur un coussinet graisseux. Supposons que le coup porte au centre de la cornée, celle-ci est applatie et une compression sur ce coussinet a lieu, quelle est donc la conséquence ? Le contenu du bulbe devant être considéré comme incompressible, le bulbe lui-même doit s'élargir à son équateur et subir sa plus grande extension dans la région équatoriale. Comme la choroïde est fixée par devant à l'anneau sclero-cornéen et par derrière à l'entrée du nerf optique, et comme en outre elle est fortement unie à la sclérotique par les veines vorticineuses dans la région équatoriale elle doit par l'agrandissement du diamètre équatorial subir une extension dans une partie relativement restreinte. Son élasticité peut ainsi être facilement surpassée, il se produit alors une déchirure dont la direction est nécessairement perpendiculaire à celle de l'extension : ainsi concentrique au pôle postérieur.

De cette manière s'expliquent les déchirures choroï-diennes dans la partie postérieure du bulbe.

Il ne me semble pas improbable que de la même manière il se fasse aussi des déchirures de la choroïde aux environs du point d'attache antérieur.

Un mécanisme analogue peut encore expliquer la rupture en rayon. Il s'agit de reporter les points d'adhérence là ou les veines vorticineuses se rendent d'une membrane à l'autre. Si la rétine, membrane délicate et peu résistante reste intacte alors que la choroïde est déchirée, c'est que sa surface externe ou convexe est en rapport avec la surface interne de la choroïde sans adhérer à cette membrane. Toujours est-il qu'elle se décolle plus facilement qu'elle ne se rompt.

SIGNES ET DIAGNOSTIC.

Toujours causées par un traumatisme, un ébranlement direct ou indirect du bulbe, les ruptures de la choroïde sont dues soit à des coups de feu, des blessures de la sclérotique ou de la cornée, des chocs dans la région oculaire ou même orbitaire, soit aussi à de légères contusions de l'œil. Elles peuvent coïncider, à cause des traumatismes, avec une foule d'autres lésions telles que : plaies de la cornée et des paupières, décollement de l'iris, luxation du cristallin, enfoncement de l'iris derrière le cristallin, fracture des os du nez, du maxillaire supérieur, etc. Cependant à moins que l'observation du baron Larrey soit un cas de rupture de la choroïde, nulle part on ne trouve la mention d'une cataracte traumatique. Jamais, non plus, on n'a mentionné une iritis ayant compliqué cette lésion.

Le siége constant de la lésion est presque toujours le voisinage de la papille ou de la tache jaune, région inaccessible

aux chocs directs. Donc elle ne dépend pas d'une action traumatique directe qui provoquerait la rupture de la choroïde
tout en respectant la sclérotique, plus résistante et plus élastique.

Les caractères ophthalmoscopiques de cette lésion sont les
suivants: tache d'un blanc brillant ou d'un blanc-jaunâtre,
rappelant les taches de la choroïdite atrophique, siégeant dans
la région péri-papillaire ou dans le voisinage de la tache
jaune. La forme la plus habituelle est celle de bandes étroites
plus ou moins allongées. On les a souvent comparées à l'arc
d'un cercle qui aurait pour centre la papille. Mais on les a
vues quelquefois affectant la forme d'une ligne droite horizontale (5ᵉ observation du professeur Maurice Perrin);
d'autres fois elles sont verticales et ont la forme de rayons
(observations de de Græfe et de Taillais de Nantes); on les
voit encore commencer par une large surface élargie, an-
fractueuse, se prolongeant graduellement par une étroite
fissure. Tel est la 3ᵉ observation du professeur Maurice
Perrin.

Tantôt un liseré régulier, une bandelette de pigment plus
ou moins noir, tantôt de simples îlots disséminés à plus ou
moins grandes distances, bordent la solution de continuité
de la choroïde qui contient quelquefois aussi des fragments
de pigment. On a cité des cas, mais ce ne sont que de fort
rares exceptions, où des taches brun rougeâtres, en forme
d'îlots tout petits, se trouvaient sur la déchirure. On les a
représenté comme des exsudats, mais nous nous rallions
complètement aux idées de notre maître du Val-de-Grâce,
qui croit que ce ne sont que des débris de la choroïde déchirée.

La forme qu'affecte ordinairement, presque toujours,
les ruptures de la choroïde est la forme allongée. La forme
en croix que signale Von Ammon est une forme exception-

nelle qu'on n'a jamais revue; elle était occasionnée par la violence extrême du choc (coup de feu). La forme rayonnée signalée par Græfe dans sa seconde observation, par Frank et par Teillais dans sa première observation, est moins rare que la forme signalée par Von Ammon, et son mécanisme se comprend facilement.

La direction de la ligne qui représente la rupture n'a absolument rien de défini. Dans la majeure partie des cas elle dessine une bandelette étroite plus ou moins bien inscrite dans un cercle. Rarement elle forme un angle droit, comme dans l'observation III de M. Maurice Perrin. Dans la majeure partie des cas, la rupture est simple, mais il arrive, et le cas n'est pas rare, qu'elle présente plusieurs lignes parallèles entre elles et au bord de la papille. Les lignes parallèles sont quelquefois au nombre de deux, trois, voire même quatre, comme dans l'observation II du Dr Teillais.

Les signes de la rupture de la choroïde varient suivant que l'accident est récent ou qu'il est déjà ancien. Si l'accident est récent on ne voit au fond de l'œil que des hémorrhagies plus ou moins nombreuses et considérables, suivant qu'il y a un plus ou moins grand nombre de vaisseaux de la membrane vasculaire, la choroïde, qui ont été déchirés. L'épanchement sanguin peut intéresser la choroïde eule, c'est le cas le plus ordinaire, ou bien la choroïde et la rétine en même temps, ce second cas est sinon très-rare, du moins pas trop commun. La rupture est habituellement masquée par l'épanchement du sang qui présente ordinairement un point d'un rouge plus sombre qui correspond à un caillot. Au fur et à mesure que l'épanchement se résorbe, on voit apparaître la déchirure de la choroïde sous l'aspect d'une lanière continue ou interrompue, suivant que le sang épanché se dissipe en totalité immédiatement ou par petites portions irrégulières.

Quelques auteurs, Heillencamp d'abord, Monoyer et Caillet après lui, mentionnent comme signe important de diagnostic, la différence de niveau qui existe entre les vaisseaux rétiniens qui traversent la rupture, et le fond de la rupture représentée par la sclérotique. C'est un des meilleurs signes, nous l'avouons; mais, pour constater cette différence de niveau, l'ophthalmoscope ordinaire ne suffit pas; il faut se servir de l'ophthalmoscope binoculaire de Giraud-Teulon, qui n'est pas très-répandu et qui est très-difficile à manœuvrer.

Je ferai la même remarque pour le signe mentionné par Mauthner : la projection, sur le fond de la rupture, de l'ombre des vaisseaux qui la traversent. Ce sont des signes que je qualifierai de subtilités; et je ne vois pas quelle grande utilité la pratique peut en tirer.

J'ai déjà dit que les ruptures de la choroïde qui, la plupart du temps, sont simples et présentent les symptômes précédents, peuvent se compliquer de déchirure de la rétine qui se fait ordinairement au même niveau. Lorsque la déchirure est ancienne, on la reconnaît à un certain nombre de replis grisâtres siégeant au niveau de la déchirure choroïdienne; mais lorsque la lésion est récente, le diagnostic est plus difficile à cause de l'épanchement sanguin ou séreux qui cache les replis de la membrane nerveuse. Il faut alors examiner soigneusement s'il y a hémorrhagie dans l'humeur vitrée, ou bien rupture d'un ou plusieurs vaisseaux rétiniens; si ces deux signes existent, on peut certifier que la membrane a été déchirée.

Si la choroïde seule est rompue, on n'observe habituellement aucun signe de voisinage. Ni la rétine, ni le nerf optique, ni la sclérotique, ne paraissent souffrir le moins du monde de la lésion de la membrane voisine; ils restent ce qu'ils étaient auparavant, et ne présentent pas la moindre trace d'inflammation. Les vaisseaux rétiniens qui traversent la rupture ne sont nullement modifiés ni dans leur forme, ni dans leur couleur, ni même dans leur direction. Cependant, dans quelques cas exceptionnels, comme on a pu le voir dans les observations qui précèdent, sans qu'on en connaisse la cause, brusquement il se déclare une névro-rétinite qui ne pardonne point.

Voyons maintenant ce qui se passe après une rupture de la choroïde. Les troubles visuels sont très-variables. Habituellement, la lésion paraît immédiatement abolie, ce qu'on peut expliquer par l'épanchement qui se fait de suite, et altère la transparence des milieux oculaires, la commotion que subit la membrane nerveuse, les différentes lésions extérieures, etc. Mais, bientôt la vue revient graduellement à mesure que l'épanchement se résorbe, laissant presque toujours un scotome qui finit par disparaître dans un temps plus ou moins éloigné.

Les observations de rupture de la choroïde ci-devant citées, donnent des renseignements on ne peut plus inattendus quant aux suites éloignées. Ainsi, on voit des ruptures très-étendues, compliquées de déchirure de la rétine, avec épanchement sanguin dans le corps vitré, guérir complètement, et la vue redevenir normale. D'autres fois, au contraire, une toute petite rupture, sans gravité apparente, cause la perte totale ou en partie plus ou moins considérable, de la vision. Donc, on fera bien de ne jamais se prononcer sur les suites possibles de la lésion qui, parfois, peuvent être en contradiction complète avec les prévisions, voire même les quasi-probabilités.

Nous venons de voir qu'il y a des cas assez nombreux où la vision, rétablie plus ou moins complètement à la suite de l'accident, faiblit et peut même être abolie. Nous avons dit que cette aggravation consécutive était due à une névro-rétinite qui, lorsqu'elle survenait, épargnait rarement. Mais il y a des cas, tels que celui rapporté par Haase, celui rapporté par Hirschler, et enfin, celui de Monoyer rapporté par le Dr Caillet dans sa monographie, où un semblable abaissement graduel allant jusqu'à amener la cécité, existe sans qu'on puisse, à l'examen ophthalmoscopique, constater ni décéler la moindre lésion, ni des membranes du fond de l'œil, ni du nerf optique, ni des milieux liquides, pas même du cristallin, de l'iris, ni de la cornée.

Si l'examen ophthalmoscopique peut être fait, on n'éprouve ordinairement aucune difficulté sérieuse pour faire le diagnostic de la rupture choroïdienne. A la suite d'une violence extérieure récente, existe-t-il une suffusion sanguine profonde, allongée, sans strie, assez souvent interrompue sur certains points au niveau desquels on voit le reflet sclérotical, on peut sans crainte affirmer qu'on a affaire à une rupture de la choroïde. En effet, cette suffusion peut-elle être confondue avec une hémorrhagie rétinienne? Non, car l'épanchement sanguin de la rétine n'affecte jamais la forme allongée ; il est rond et, dans la majorité des cas, il est strié ; tandis que celui de la choroïde ne l'est pas. De plus, nous pouvons ajouter qu'il est très-rare de voir l'hémorrhagie rétinienne non reliée à quelque affection organique ou à quelque état diathésique.

Lorsqu'un certain temps s'est écoulé depuis l'accident, lorsque la rupture, dégagée de toute infiltration sanguine, s'étale en ligne ou en lanière d'un blanc bleuâtre éclatant, on peut confondre la rupture avec diverses affections de l'œil, parmi lesquelles les deux principales sont le décollement de la rétine et l'atrophie choroïdienne.

Le plus souvent, le décollement de la rétine présente des raies blanchâtres en plus ou moins grand nombre, dont l'aspect rappelle jusqu'à un certain point, celui de la rupture

de la choroïde. Mais, rappelons-nous que, dans la rupture
de la choroïde, ces raies blanc-bleuâtres sont immobiles,
tandis que dans le décollement de la rétine ces raies, qui
ont la même couleur, se déplacent au moindre mouvement
du globe oculaire : « Elles ressemblent, dit Maurice Perrin,
à la crête de vagues mouvantes ; elles sont traversées, dans
des directions très-variables, par des vaisseaux sombres, si-
nueux, animés au moindre mouvement de tremblottements
expressifs ; autant de signes distinctifs qui empêchent toute
confusion. »

Le problème, comme on peut le voir, n'est pas bien difficile s'il s'agit de distinguer la rupture de la choroïde du
décollement de la rétine ; mais autre chose est de distinguer
la rupture de l'atrophie de la choroïde. « De part et d'autre,
« dit le savant professeur Maurice Perrin (article Choroïde
« du Dictionnaire de Dechambre), la choroïde est suppri-
« mée, la sclérotique mise à nu, et, conséquemment, l'as-
« pect ophthalmoscopique de la lésion est identique ; de
« part et d'autre encore, il existe des dépôts pigmentaires
« plus ou moins étendus, soit localisés en bordure autour
« de l'altération, soit irrégulièrement disséminés. On tien-
« dra compte, pour se prononcer, de la forme de la lésion
« qui est toujours allongée, plus ou moins linéaire dans la
« rupture ; tandis que dans l'atrophie, elle revêt les formes
« les plus dissemblables, les plus variées.

« La rupture choroïdienne est unique ou disposée en
« lignes sensiblement parallèles ; la plaque d'atrophie peut
« être unique aussi, mais elle est plus ou moins arrondie ;
« habituellement, il existe dans l'atrophie des plaques des
« taches de toute dimension, disséminées irrégulièrement
« sur le fond de l'œil. L'origine et le mode de développe-
« ment du mal devront surtout attirer l'attention ; la cho-

« roïdite atrophique a une marche lente, progressive ; la
« rupture débute brusquement, comme la violence qui l'a
« provoquée. »

« L'absence bien constatée de trausmatisme doit exclure
« l'idée de rupture, quels que soient d'ailleurs les carac-
« tères ophtalmoscopiques de l'altération. C'est en raison-
« nant ainsi que nous avons rangé parmi les choroïdites
« un cas pathologique qui reproduit pourtant fidèlement
» les traits caractéristiques de la rupture chroroïdinne. »
« (Atlas d'ophthalmoscopie, pl. XI fig. 3.)

« La rupture de la choroïde ne semble pas en rapport
« avec un état pathologique antérieur de cette membrane :
« presque toujours l'accident a été observé sur des yeux
« jusque-là irréprochables. »

Les autres affections avec lesquelles on peut confondre
les ruptures de la choroïde n'ont plus la même importance.
Il suffit d'un peu d'attention pour ne pas commettre d'er-
reur de diagnostic. Les cataractes striées, les flocons membraneux dans le corps vitré n'en imposeront pas par leur
ombre projetée sur le fond de l'œil si on a soin de pratiquer
l'examen à l'éclairage oblique pour le premier cas et de
faire imprimer des mouvements au globe pour le second
cas. Du reste ni la forme ni la couleur ne rappellent les bandelettes d'un blanc éclatant qu'on rencontre dans la rupture de la choroïde.

Pour distinguer la rupture de la choroïde des fibres opaques de la rétine qui sont un fait physiologique excessive-
ment rare (cependant j'ai pu en observer un cas cette année
chez un détenu du fort de la Briche) sur lequel Muller et
Virchow ont attiré l'attention, il faut se rappeler que ces
dernières existent habituellement dans les deux yeux, qu'elles
sont d'une blancheur moins uniforme et moins éclatante,
qu'elles représentent des rayons à direction très-directe, les

rayons de la rupture affectent, comme dans le cas de Frank, des inflexions. De plus dans la rupture on voit toujours quelques traces de pigment qui n'existent jamais dans le cas de fibres opaques.

La rétinite albuminurique n'en imposera jamais, pas plus que la scléro-choroïde, si on se donne la peine d'examiner et d'interroger attentivement le malade.

TRAITEMENT

Le traitement, nous l'avons dit, est bien pauvre pour ne pas dire nul. Nous dirons avec notre maître M. le professeur Maurice Perrin (article Choroïde du Dictionnaire de Dechambre) : « La temporisation aidée de quelques soins d'hy-
« giène et le repos de la fonction, nous paraissent être les
« meilleurs moyens de traitement à opposer à la rupture de
« la choroïde et aux accidents qu'elle occasionne. »

Paris. — A. Parent, imprimeur de la Faculté de Médecine, rue Mr-le-Prince, 31

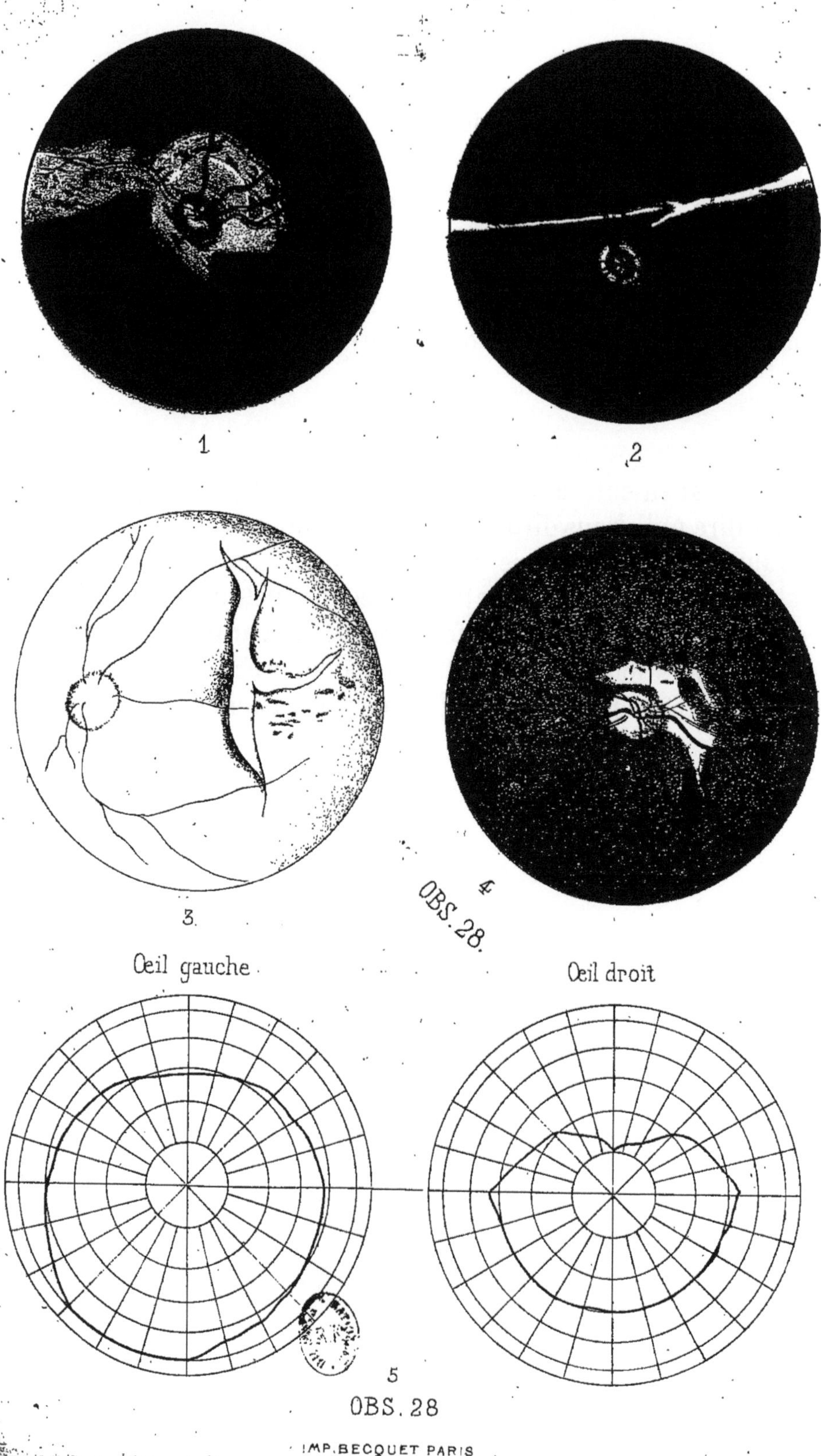

1
2
3.
4
OBS. 28.
Oeil gauche
Oeil droit
5
OBS. 28

www.ingramcontent.com/pod-product-compliance
Ingram Content Group UK Ltd.
Pitfield, Milton Keynes, MK11 3LW, UK
UKHW022322120726
13694UKWH00004B/1504